T 34
Tc 307

INSTRUCTION POPULAIRE

RELATIVE

AU CHOLÉRA-MORBUS,

PAR C. H. P.

Se vend au profit des pauvres.

BESANÇON,

IMPRIMERIE-LIBRAIRIE DE VEUVE CH. DEIS,

GRANDE-RUE, N° 43,

—

1854.

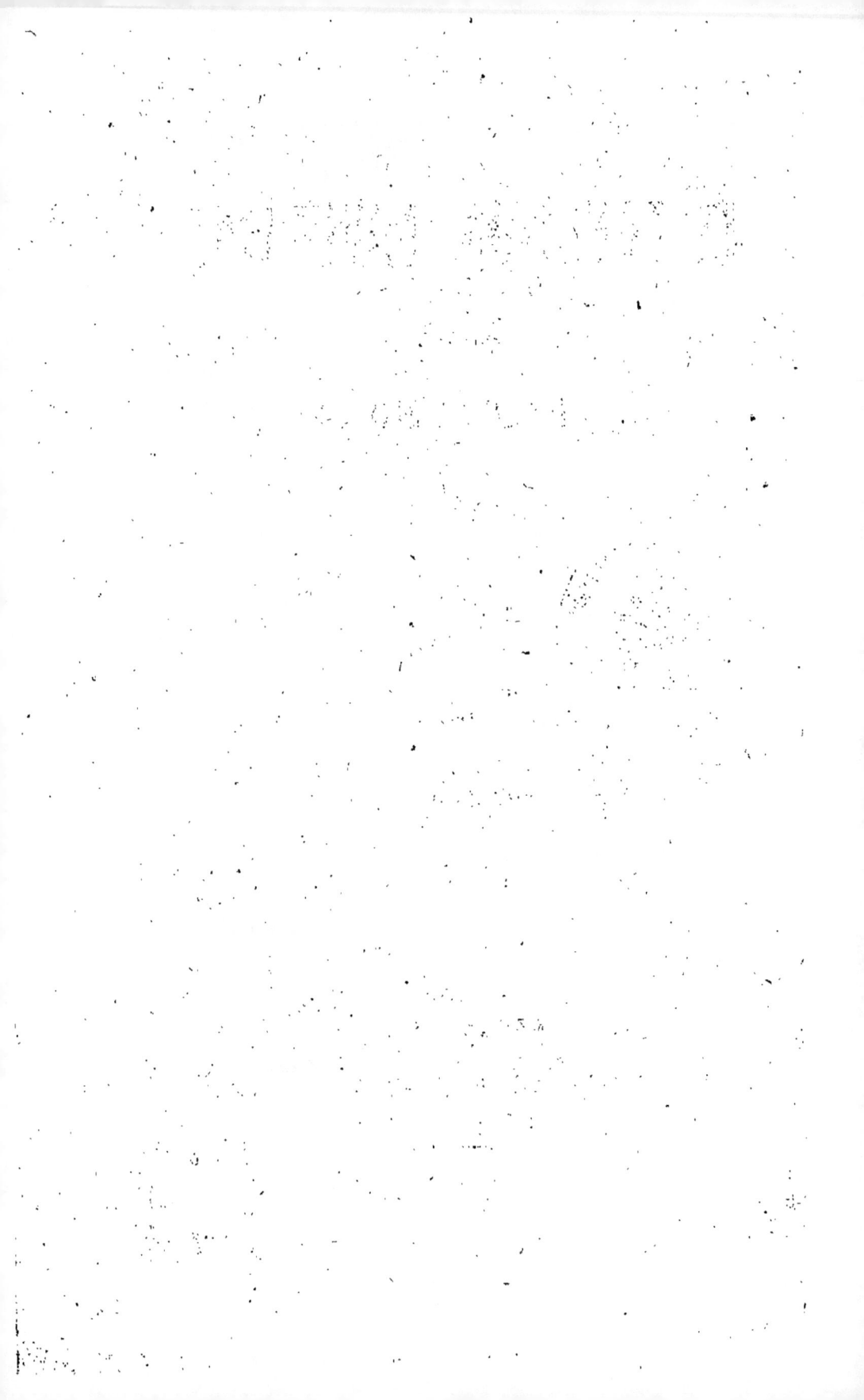

INSTRUCTION POPULAIRE

RELATIVE

AU CHOLÉRA-MORBUS,

En partie tirée de celle publiée en 1832 par la Commission
centrale établie à Paris, par ordre du gouvernement;

UTILE A TOUT LE MONDE,

ET PRINCIPALEMENT AUX PERSONNES CHARITABLES
QUI, DE BONNE VOLONTÉ OU PAR ÉTAT, SE DÉVOUENT AU SOULAGEMENT
DE L'HUMANITÉ SOUFFRANTE.

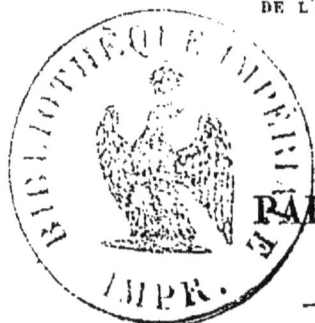

*C'est en rendant la santé à son semblable, que
l'homme se rapproche le plus de la divinité.*

CICÉRON.

PAR L. C. H. P.

SE VEND AU PROFIT DES PAUVRES.

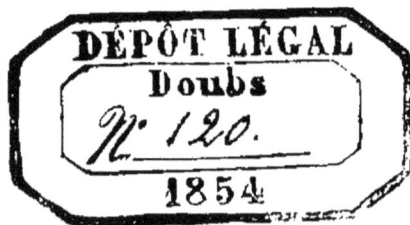

BESANÇON,

IMPRIMERIE-LIBRAIRIE DE VEUVE CH. DEIS,

GRANDE-RUE, N° 43.

—

1854.

INSTRUCTION POPULAIRE

RELATIVE

AU CHOLÉRA-MORBUS,

En partie tirée de celle publiée en 1832 par la Commission
centrale établie à Paris, par ordre du gouvernement.

———

A l'aspect menaçant du choléra, chacun est
soucieusement à se demander quels sont les
moyens préservatifs et curatifs de cette grave maladie, et à se communiquer des formules pharma-
ceutiques isolées et plus ou moins défectueuses.
Fondé que je suis sur la sage et judicieuse ex-
périence d'habiles médecins, qu'il me soit per-
mis, dans l'intérêt de l'humanité, de soumettre
au public les documents précieux que j'ai re-
cueillis. Les agents thérapeutiques qu'ils ont employés paraissent d'autant meilleurs que, selon
leurs témoignages, ils ont été très-souvent cou-
ronnés d'un plein succès. Ils assurent de plus
que le peu de danger que l'on court d'être atteint
du choléra doit rassurer les esprits.

« C'est, dit le savant docteur Aliés, une vérité

» bien établie aujourd'hui, que le choléra se pré-
» sente très-rarement, dès son début, à un haut
» degré de gravité ; il menace pendant quelque
» temps avant de frapper, et dans la plupart des
» cas, il peut être combattu dès que se produi-
» sent ses premières manifestations d'une ma-
» nière victorieuse.

» En effet, le choléra est presque toujours pré-
» cédé d'une période d'incubation à laquelle on
» a donné le nom de *cholérine* ou choléra léger.
» Cette période, qui dure ordinairement de deux
» à huit jours, est caractérisée par la diarrhée,
» tendance aux sueurs froides, défaillances, sen-
» timent de malaise général. »

Averti par ces signes précurseurs, il faut se
mettre au lit sous une couverture de laine, faire
la diète, puis, sans retard aucun, recourir aux
infusions chaudes de thé, de tilleul ou d'oranger,
aux calmants (potion opiacée ＊), aux cataplasmes
de mie de pain ou de farine de lin, appliqués
chauds sur toute la surface du ventre, aux frictions sur les membres, et aux lavements d'eau
de riz ou de guimauve légèrement additionnés
d'amidon, pris soir et matin. Avec ces simples
moyens, dès qu'ils sont employés à temps, on

＊Pr. Laudanum de Sydenham,   20 gouttes.

Eau de menthe poivrée,   20 grammes.

Eau pure,   96   —

Mêlez. Par cuillerée toutes les heures.

prévient presque toujours le développement d'accidents plus funestes. Ainsi donc, il ne faut pas s'inquiéter et ne penser autrement à la maladie que pour exécuter les précautions propres à s'en garantir. Moins on a peur, et moins on risque : la tranquillité de l'âme, la paix de la conscience en sont du reste un grand préservatif.

Choléra grave.

Le *choléra européen* ou *sporadique* (flux bilieux) est une névrose générale du système ganglionaire, produite par des miasmes inconnus ou par d'autres causes morbifiques non appréciables, qui agissant premièrement sur le foie et le liquide biliaire, a la funeste propriété de troubler profondément les sécrétions, la circulation et la calorification.

Cette maladie, si rapide dans sa marche, débute ordinairement pendant la nuit ou le matin, soit au milieu d'une parfaite santé, soit à la suite de quelques prodromes, par exemple, après du malaise, des troubles digestifs. Alors se déclarent des coliques d'abord légères, devenant bientôt

plus intenses, des vomissements et des déjec-
tions alvines répétées de matières bilieuses jaunes
ou vertes, quelquefois semblables à de l'eau de
riz ou à une décoction de gruau, des crampes
aux mollets, croissant rapidement en violence et
s'emparant du corps tout entier, des vertiges,
des douleurs de tête, la fréquence et la petitesse
du pouls. Celui-ci disparaît dans les cas graves,
et la peau est cyanosée, bleuâtre, le corps est
saisi d'un froid glacial, les yeux sont secs,
ternes, les paupières entourées d'un cercle noir,
les traits crispés de la figure expriment la plus
profonde anxiété, la soif est vive, la voix rauque
et parfois éteinte, la sécrétion urinaire est sup-
primée, et le sang semble figé dans ses vaisseaux.
Tels sont les phénomènes ou symptômes carac-
téristiques de l'invasion du choléra complet,
maladie qui, lorsqu'elle est épidémique, tue
près des deux tiers des malades qu'elle atteint.
Le plus grand nombre succombe en moins de
vingt-quatre heures, et beaucoup d'entre eux en
quatre ou cinq heures.

Prophylaxie.

Les moyens prophylactiques ou préservatifs,
quoiqu'en disent certaines gens, sont bien loin
d'être nuls et impuissants à arrêter ce redoutable

fléau. Voici en conséquence l'énumération de ceux qu'il importe le plus de connaître et d'observer :

1° Il faut avoir soin de ne pas habiter, et plus encore de ne pas coucher en trop grand nombre dans la même chambre, de l'aérer le matin et encore dans la journée en ouvrant, le plus longtemps et le plus souvent possible, les portes et les fenêtres. Il conviendra aussi, pour neutraliser les miasmes délétères ambiants, de placer dans les pièces habitées un large vase contenant de l'*eau chlorurée*, et d'en humecter souvent les vêtements dont on est habituellement couvert. Au surplus, il faudra se servir de lits sans rideaux, ne jamais laisser séjourner l'urine ou les matières fécales dans les vases de nuit, qui devront être nettoyés promptement, et toujours contenir un peu d'eau.

2° Il est bon d'entourer constamment le ventre d'une ceinture de flanelle piquée d'ouate, de porter sur la chemise des gilets de laine ou de flanelle, de faire usage de chaussons de laine; ces vêtements seront changés et lavés quand ils seront humides ou sales.

3° S'occuper, mener une vie active, en évitant autant que possible les excès de fatigue, est un des meilleurs moyens de faire diversion à l'inquiétude et à la peur, l'une et l'autre auxiliaires puissants de l'homicide fléau.

4° Les frictions sèches conviennent beaucoup ; il est facile de les administrer en se frottant ou en se faisant frotter le matin et le soir le tronc, les bras, les cuisses et les jambes, pendant un quart d'heure, avec une brosse douce ou avec une étoffe de laine.

5° Vivre avec sobriété, éviter les excès en tout genre, est une nécessité impérieuse pour tous.

6° Les viandes bien cuites ou bien rôties et pas trop grasses, ainsi que les poissons frais et d'une digestion facile, les œufs, du pain bien levé et bien cuit, le riz, les pommes de terre de bonne qualité, les haricots secs, les lentilles, les pois et les fèves pris en purée, doivent former l'*unique* nourriture.

7° Il est prudent de ne point abuser des liqueurs fortes, de s'abstenir de la bière et du cidre trop jeunes, de ne se désaltérer que lorsqu'on a cessé de transpirer, et de toujours aiguiser l'eau à boire avec quelques gouttes de vinaigre, d'eau-de-vie, ou un peu de bon vin rouge ; le vin aux repas, toujours pris en quantité modérée, doit être, s'il est possible, mélangé avec de l'eau de Seltz.

8° Enfin pour empêcher l'altération de la bile,

ou en corriger l'âcreté et tonifier l'estomac, il est utile de prendre à chaque repas, dans la première cuillerée du bouillon de la soupe, une prise de la poudre composée parties égales de *rhubarbe de Chine*, d'*aloès succotrin* et de *myrrhe*; ou bien à jeun, tous les matins, une pilule de la prescription suivante ainsi conçue :

Pr. Quinquina pulv., ⎫
    Extrait d'absinthe, ⎬ ana   4 grammes.
    Huile essentielle de camomille,   4 gouttes.
    Sulfate de quinine,   1 gramme.
    Poudre de cannelle,   Q. S

Mêlez. Faites 40 pilules.

Traitement.

Il doit être prompt et actif; ainsi, dès que les premiers symptômes se manifestent, si le malade a la langue mollasse, sale, chargée de mucosités saburrales, il faut s'empresser, en attendant le médecin, de le faire vomir, en lui administrant toutes les cinq minutes un demi-verre du vomitif dont voici la formule :

Pr. Tartre stibié,   5 à 15 centigrammes.
    (suivant l'âge et la force du malade).
    Eau distillée de menthe,   500 grammes.
    Sirop d'ipécacuanha,   52   —

Mêlez.

Lorsque le malade a suffisamment vomi, on lui fait prendre tous les quarts d'heure une tasse très-chaude d'infusion de fleurs de tilleul, de feuilles d'oranger, de mélisse, de camomille romaine ou de menthe poivrée édulcorée avec le sirop d'éther; on lui donne dans l'intervalle, toutes les cinq minutes, une cuillerée à café de l'élixir amer n° 1, ou une cuillerée à soupe de deux en deux heures du julep n° 2.

N° 1.

Pr. Aloès succotrin pulv.,   52 grammes.

Myrrhe,   — ⎫
Acore vrai,   — ⎬ ana   16   —
Benjoin,   — ⎭

Racine de colombo puvl., ⎫
   — de gentiane,   — ⎬ ana   8   —
   — d'angélique,   — ⎭

Baies de genièvre écrasées,   12   —
Poudre de glands de chêne torréfiés,   10   —
Safran,   4   —
Camphre,   2   —

Faites macérer pendant 7 à 8 jours dans :

Eau-de-vie,   1,125   —

Passez et filtrez.

N° 2.

Pr. Sel de soude,   .   8 grammes.

    Suc de citron, récemment exprimé, Q. S

  Pour saturer l'alcali, ajoutez :

    Ether nitreux,   1 gramme.

    Teinture de succin,   8 —

    Confection d'hyacinthes, } ana   16 grammes.
    Sucre blanc,

  Mêlez.

On emploie concurremment avec ce remède une grande abondance d'eau d'orge, de bouillon de poulet ou d'autres boissons mucilagineuses. La diète et le séjour au lit sont de rigueur ; il importe alors d'y tenir le malade dans une grande et incessante chaleur. A cet effet, on le couche nu entre deux couvertures de laine, préalablement chauffées ou bassinées, puis on place de suite près de lui, depuis les aisselles jusqu'à la plante des pieds, des bouteilles de grès remplies d'eau bouillante.

On applique un large emplâtre de thériaque sur l'épigastre ; de plus, on fait doucement sur le ventre, en le découvrant le moins possible, des frictions tièdes toutes les heures avec le liniment anodin composé ainsi qu'il suit, en se servant d'un morceau de laine ou de flanelle,

Pr. Acétate d'ammoniaque,   20 grammes.
    Teinture d'opium,   16   —
    Huile camphrée,   125 —

  Mêlez. (Agitez chaque fois).

et on entretien sur les membres des cataplasmes de moutarde bien chauds et saupoudrés de sel ammoniac, ou, à leur défaut, ceux de farine de graine de lin arrosés d'essence de térébenthine.

A ces divers moyens, *qui seront toujours administrés avec ordre et sans trop de précipitation*, il faut ajouter les lavements d'huile camphrée, ou ceux de pavots additionnés d'amidon, les bains chauds, et les ventouses sèches sur la région épigastrique, qui sont ici d'une efficacité toute spéciale pour modérer, arrêter même le vomissement.

Ce traitement suffit dans les cas ordinaires; mais lorsque les accidents ne cèdent point à son influence, que le pouls devient petit, à peine perceptible, que les vomissements se montrent opiniâtres, que la diarrhée persiste, que le froid s'empare des extrémités, ou qu'il survient des syncopes, l'unique moyen de sauver les jours du malade est d'administrer l'opium. On le donne donc en teinture (laudanum de Sydenham) à la dose de deux ou trois gouttes dans deux ou trois cuillerées à bouche d'eau distillée de sauge toutes les deux heures, ou mieux encore sous l'une ou l'autre des formes suivantes :

N° 1.

Pr. Sirop de safran, 64 grammes.

Eau distillée de menthe, } ana 128 —
— de tilleul, }

Ether sulfurique ou nitreux, 2 —

Laudanum de Sydenham, 10 décigrammes.

Mêlez. A prendre une cuillerée à bouche toutes les dix minutes.

N° 2.

Pr. Alcool, 192 grammes.

Ammoniaque liquide à 18 degrés, 48 —

Huile essentielle d'anis, 8 —

Camphre, 5 —

Laudanum de Sydenham, 5 décigrammes.

Mêlez. Mettez dans un flacon bouché à l'émeri.

A prendre toutes les demi-heures 12 à 15 gouttes de cette liqueur, dans une cuillerée à bouche d'eau gommée (avec un peu de sirop de gomme).

Mais toujours on doit veiller à ce qu'il ne fasse que modérer les évacuations alvines, sans en amener la suppression subite, qui pourrait être suivie du développement d'une inflammatio mortelle. Quand la faiblesse est portée au dernier degré, il faut joindre à l'opium un punch au rhum ou un vin généreux et échauffant, celu de Malaga surtout. Si les médicaments sont rejetés, il est à propos d'appliquer le *vésicatoire Mayor* sur le creux de l'estomac (marteau trempé dans l'eau bouillante qu'on applique sur la peau pendant quelques secondes).

Les frictions vivement et *longtemps* pratiquées sur tout le trajet de l'épine du dos, sur la région du cœur et du ventre, et sur les membres avec l'un ou l'autre des liniments dont les formules suivent :

Nº 1.

Pr. Teinture de noix vomique,	60 grammes.
Ammoniaque concentré,	20 —

Mêlez.

Nº 2.

Pr. Eau-de-vie,	500 grammes.
Vinaigre fort,	250 —
Farine de moutarde,	16 —
Camphre, ⎫ ana Poivre, ⎭	8 —
Poudre de cantharides,	4 —
Ail pilé,	16 —

Mettez le tout dans un flacon bien bouché, et faites infuser pendant trois jours au soleil ou dans un endroit chaud.

sont, dans cette circonstance critique, d'une haute utilité, ainsi que l'un ou l'autre des lavements astringents dont voici les diverses préparations :

N° 1.

Pr. Amidon,	4 grammes.
Délayez dans eau de riz légère,	500 —
Ajoutez :	
Extrait gommeux d'opium,	5 centigrammes.

N° 2.

Pr. Extrait de ratanhia,	15 décigrammes.
Mucilage de semences de coings,	12 grammes.
Décoction de sauge,	48 —

Mêlez.

Lorsque la réaction s'établit, une grande surveillance doit être exercée du côté des viscères, tels que le cerveau et le poumon ; les boissons émollientes, eau de gruau, eau d'orge, eau gommée, bouillon de poulet, la saignée même, peuvent alors devenir nécessaires pour combattre les accidents inflammatoires.

Je termine cette instruction en prévenant que les doses des médicaments y prescrites seulement pour les adultes, doivent être moitié moins fortes pour les adolescents, et plus faibles encore pour les enfants.

Daigne le Souverain Médecin bénir cette œuvre et sauver son peuple !

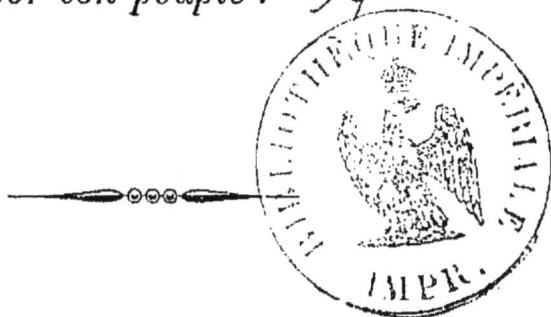

Besançon, imprimerie de veuve Ch. Deis.

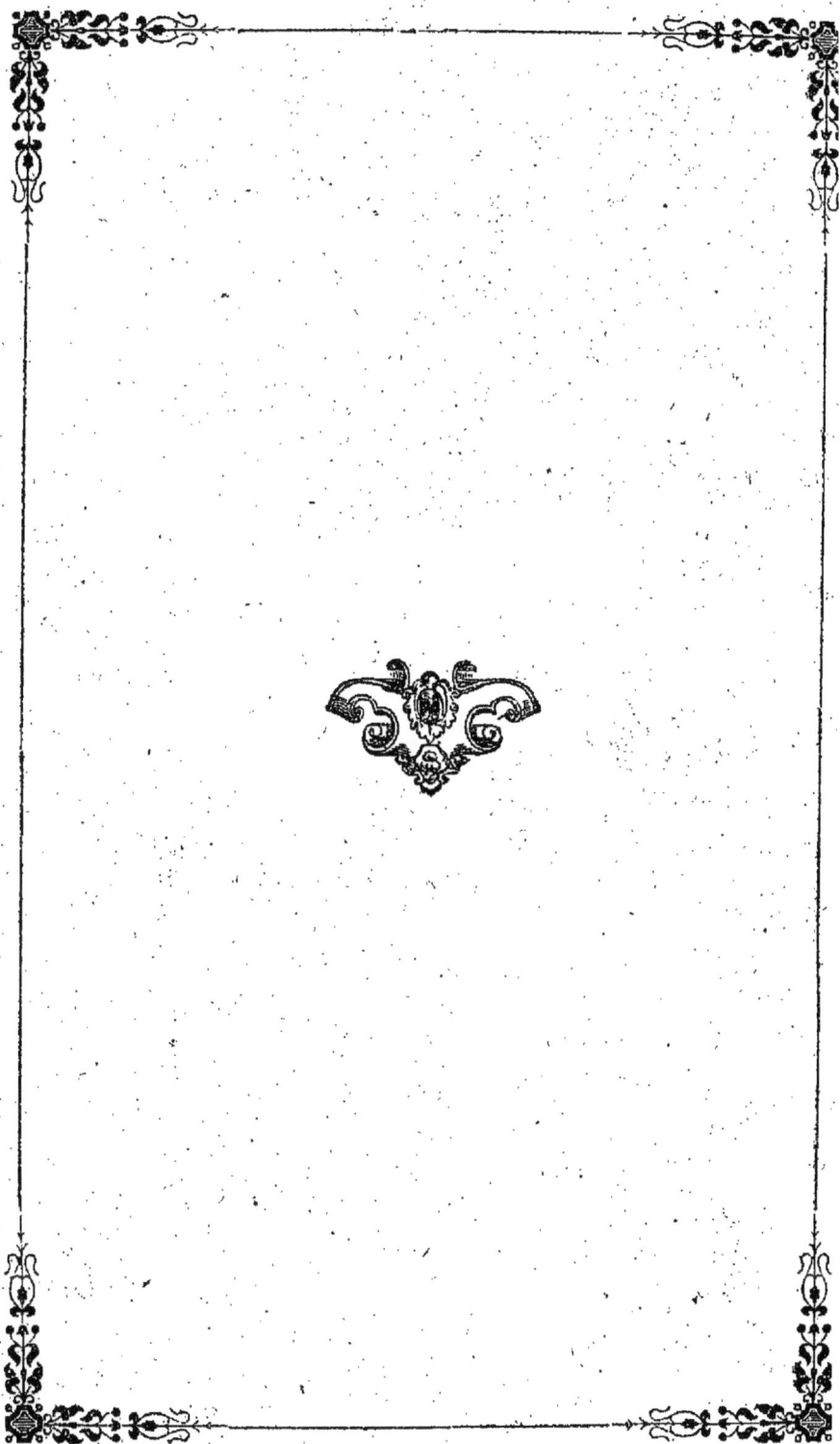

www.ingramcontent.com/pod-product-compliance
Lightning Source LLC
Chambersburg PA
CBHW060915201125
35718CB00044B/2758